CONSEILS PRATIQUES

DE SANTÉ

ET

PREMIERS SECOURS A DONNER

EN CAS D'ACCIDENT.

AVANT L'ARRIVÉE DU MÉDECIN

PARIS

LIBRAIRIE SCIENTIFIQUE, INDUSTRIELLE ET AGRICOLE

Eugène LACROIX, Éditeur

AIRE DE LA SOCIÉTÉ DES INGÉNIEURS CIVILS

15, quai Malaquais, 15

CONSEILS PRATIQUES DE SANTÉ

ET

PREMIERS SECOURS A DONNER

EN CAS D'ACCIDENT

AVANT L'ARRIVÉE DU MÉDECIN

PARIS. — IMP. SIMON RAÇON ET COMP., RUE D'ERFURTH, 1.

CONSEILS PRATIQUES

DE SANTÉ

ET

PREMIERS SECOURS A DONNER

EN CAS D'ACCIDENT

AVANT L'ARRIVÉE DU MÉDECIN

PARIS

IMPRIMERIE SIMON RAÇON ET COMPAGNIE

RUE D'ERFURTH, 1

1867

AVIS

—

Lorsqu'un riche propriétaire a besoin d'un intendant pour gérer ses biens, il n'accorde pas sa confiance au premier venu ; il demande des garanties, et croit ne prendre jamais trop de précautions pour la conservation de sa fortune. Or la santé étant le plus précieux des biens, on doit agir à son égard, au moins, avec autant de prudence que le propriétaire à l'égard de ses domaines. Il court par le monde une multitude innombrable de médicaments de toute sorte. D'où viennent-ils ? Que contiennent-ils ? Souvent il serait impossible de répondre à ces questions, et, néanmoins, beaucoup de gens n'hésitent pas à leur confier leur santé, sans prendre de plus amples renseignements.

Dans ce traité ne figurent que des médicaments

1.

de bon aloi, qui ont fait leurs preuves et qui sont pour la plupart approuvés par l'Académie de médecine de Paris. La sanction de ce corps savant sera toujours une garantie de la bonne préparation de ces médicaments et surtout de leur efficacité. On doit le reconnaître, l'Académie de médecine n'accorde pas son approbation à la légère ; elle nomme une commission composée de plusieurs de ses membres ; cette commission, après avoir fait de nombreuses expériences, rédige un rapport qui est discuté en séance publique à l'Académie. C'est à la suite de cette discussion que l'approbation est accordée ou refusée.

Une approbation de l'Académie de médecine équivaut, on peut le dire, à un certificat d'efficacité. Les familles doivent donc, dans l'intérêt même de leur santé, s'attacher surtout à ces médicaments de composition connue, d'une préparation irréprochable et d'une efficacité éprouvée.

CONSEILS PRATIQUES

DE SANTÉ

MAUX D'ESTOMAC.

GASTRALGIE. — GASTRO-ENTÉRALGIE. — PYROSIS. — AIGREURS, ETC.

Il est peu d'organes qui soient aussi souvent que
l'estomac atteints par la maladie. Aussi a-t-on prôné
une multitude de remèdes pour la guérison des
maladies de l'estomac. Beaucoup sont tombés dans
un oubli mérité, un grand nombre est appelé au
même sort, d'autres réussissent parfois plus ou
moins complétement. C'est rendre un véritable
service aux malades que de leur faire connaître un
médicament sérieux qui, dans l'immense majorité
des cas, est employé avec un succès complet. L'A-
cadémie de médecine, dans sa séance du 27 décembre 1849, après de nombreuses expériences

faites par une commission qu'elle avait nommée à cet effet, a approuvé et recommandé l'emploi du *Charbon de Belloc* pour guérir ces maladies qui, dit-elle, « font trop souvent le désespoir des malades et des médecins. »

Depuis ce temps, le *Charbon de Belloc* est devenu un remède populaire pour guérir les maux d'estomac, sous quelque forme qu'ils se présentent.

Le plus généralement, il convient de prendre une cuillerée à bouche de charbon, avant et après chaque repas. D'ordinaire le bien-être se fait sentir dès les premières doses.

On a vu souvent des personnes qui avaient des pesanteurs d'estomac, des crampes douloureuses après chaque repas, être guéries en quelques jours par l'usage du *Charbon de Belloc*.

On ne saurait mieux faire, du reste, que de citer quelques observations tirées du rapport approuvé par l'Académie de médecine de Paris dans sa séance du 27 décembre 1849.

M. D..., major dans un régiment de cuirassiers, étai atteint depuis plus de dix ans d'une gastro-entéralgie. Il était obligé de se priver de fumer et de prendre du café, ce qui sympathisait très-peu avec ses goûts militaires. Je lui fis prendre chaque jour quatre cuillerées de *Charbon de Belloc*, une le matin, une après chaque repas, et la dernière une heure avant de se coucher. Il y avait huit jours tout au plus qu'il en prenait, que l'estomac fonctionnait parfaitement. Vingt-cinq jours après, le major D... fumait, prenait son café, ne suivait plus de régime et était rendu à une santé parfaite.

Mademoiselle M... était atteinte depuis deux ans d'une gastralgie qui s'était tellement aggravée depuis quatre mois, qu'elle n'osait plus prendre d'aliments solides; car, après chaque repas, ainsi que dans l'intervalle, elle éprouvait des douleurs très-violentes à l'estomac. Je lui fis prendre une cuillerée de *Charbon de Belloc* et je la décidai à manger immédiatement après une côtelette de mouton et du blanc de poulet. Quelle ne fut pas sa surprise quand elle vit qu'elle digérait bien ces aliments, qu'elle n'avait pu jusqu'alors prendre sans souffrir cruellement! La digestion s'était accomplie comme par enchantement. La malade continua à faire usage du *Charbon de Belloc*, mangea toujours avec appétit, digéra facilement, et les douleurs d'estomac disparurent définitivement.

M. le chevalier de l'H..., vieillard de 80 ans, souffrait depuis plus de trente ans de l'estomac; il avait employé sans succès plusieurs moyens empiriques. Nous lui conseillâmes de prendre tous les jours, après chaque repas, une cuillerée à bouche de *Charbon de Belloc*, et depuis dix ans qu'il en fait usage, il n'a jamais vu ses souffrances reparaître.

FIÈVRES.

Tout le monde sait que pour couper un accès de fièvre, le sulfate de quinine est sans rival. C'est là un fait incontestable. Mais lorsqu'il s'agit de fièvres anciennes qui peu à p eu épuisent le malade, le sulfate de quinine n'a plus la même action; il produit la surdité, des bourdonnements d'oreilles et surtout des pincements d'estomac, souvent même de graves affections du foie. On a conseillé contre les fièvres anciennes un grand nombre de préparations : la poudre de quinquina, le vin de quinquina, etc... Malheureusement les vins de quinquina sont très-infidèles, parce que jamais ils ne contiennent la même proportion de principes actifs; la plupart du temps ils sont presque inertes.

Une excellente préparation pour combattre les fièvres, c'est le *Vin de quinium de Labarraque*. Ce vin contient toujours *en proportion constante* les principes aromatiques et actifs des meilleurs quinquinas; il n'a jamais les inconvénients du sulfate de quinine.

Dans les pays chauds et humides où règnent les fièvres, le vin de quinium est un préservatif assuré. Il suffit d'en prendre chaque matin un petit verre pour se garantir de ces maladies.

Le docteur Hudellet, médecin en chef de l'hôpital de Bourg, qui habite un pays marécageux où les fièvres sont très-fréquentes, affirme que tous ceux à qui il a donné du vin de quinium comme préservatif, n'ont jamais contracté la fièvre.

M. le docteur Wahu, qui habite les contrées fiévreuses de l'Algérie, administre constamment le vin de quinium et est arrivé aux mêmes résultats que le docteur Hudellet.

Un grand nombre de médecins ont constaté également l'efficacité du vin de quinium comme préservatif des fièvres.

Lorsque l'on a à se guérir d'une fièvre ancienne et persistante, il convient de prendre chaque jour de trois à quatre petits verres de vin de quinium. Au bout de peu de temps, la maladie est vaincue à coup sûr.

Le docteur Regnauld, qui habite un pays où les fièvres règnent constamment, emploie le vin de quinium avec le plus grand succès ; il a publié dans l'*Union médicale*, en 1860, un mémoire remarquable sur ce médicament dont il fait le plus grand éloge. Voici quelques observations tirées de ce travail :

Madame A..., de Bourbon, âgée de 28 ans, a la fièvre sous différents types depuis dix-huit mois. Elle a pris une énorme quantité de sulfate de quinine, au point que son estomac ne peut plus le tolérer, même associé à l'opium L'estomac est tellement fatigué, qu'il ne supporte pas même le sulfate de fer ; ce sel provoque des coliques et une extrême répugnance. C'est dans ces conditions que je prescrivis le vin de quinium, dont l'apparition était récente. Aussi peu familiarisé que je l'é ais avec ses effets, je ne fus pas peu surpris de la manière prompte et complète dont il triompha de la fièvre de madame A..., qui depuis deux ans n'a éprouvé aucune récidive.

Un homme jeune encore, père de trois enfants, est rongé par la fièvre depuis un an. Le château voisin lui prodigue le sulfate de quinine, qui produit de bons effets au début, mais qui, au bout de quelques mois, n'enraye plus la fièvre que pour huit jours. Puis surviennent le dégoût et l'intolérance. Le vin de quinium triomphe de la fièvre et de la dyspepsie. La guérison se soutient encore aujourd'hui malgré l'influence de l'automne.

M. R..., âgé de 52 ans, propriétaire-cultivateur à Ygrande, a eu les étés précédents quelques accès de fièvre qui ont cédé à l'usage du sulfate de quinine. Au mois d'août 1859, il est repris de cette même fièvre; mais, cette fois, le sulfate de quinine ne produit plus l'effet accoutumé. Il cause de vives douleurs à l'estomac, et, par suite, une répugnance invincible. La fièvre augmente d'intensité. Il s'ensuit un dégoût extrême pour les aliments, une grande faiblesse et une tristesse profonde à la pensée qu'il succombera à la fièvre, puisqu'il ne peut prendre ni supporter le seul remède qui la guérisse. Je prescris de prendre chaque jour quatre petits verres de vin de quinium. Les premières doses produisent une vive chaleur à l'estomac, suivie de vomissements bilieux. Ces effets une fois produits, la fièvre disparaît; le malade retrouve appétit, sommeil et gaieté, et n'use alors de son vin qu'à doses décroissantes.

Madame P..., âgée de 26 ans, est rongée depuis cinq ans par la fièvre. Malgré sa jeunesse, elle a l'aspect de la décrépitude : peau terreuse, yeux ternes, etc. Depuis son mariage, qui remonte à six ans, elle est venue habiter une maison assez bien située, en apparence, sur une colline, mais qui domine l'étang de Meillers. Or cet étang est à sec pendant l'été dans la moitié de son étendue.

Je prescris le vin de quinium de Labarraque à la dose de quatre petits verres par jour. Après quinze jours, le mari vint me signaler une grande amélioration dans l'état de sa femme. La fièvre a complétement disparu, le teint s'est éclairci, l'appétit et le sommeil sont revenus; mais elle a une si grande frayeur de la récidive, qu'elle réclame encore une bouteille de vin de quinium.

On peut avancer aujourd'hui comme une vérité incontestable qu'il n'y a pas d'indisposition continue sans source fébrile, dont celui qui souffre ne

se rend quelquefois pas compte, mais qui n'en
existe pas moins. Ainsi, les personnes faibles, dé-
bilitées, soit par diverses causes d'épuisement,
soit par suite de maladies, les adultes fatigués
par une croissance trop rapide, les jeunes filles
qui ont de la peine à se former et à se dévelop-
per, sont soumis à une action fébrile constante.
C'est alors que le vin de quinium peut être admi-
nistré avec la certitude d'un succès complet. Dans
les cas de convalescence, le vin de quinium est le
tonique par excellence, surtout si on l'associe aux
pilules de Vallet.

Enfin, pour prouver d'une façon incontestable
le mérite du vin de quinium de Labarraque, il
suffit de dire que ce médicament a été approuvé
par l'Académie impériale de médecine de Paris, et
a obtenu une médaille de première classe à l'exposition universelle de 1855.

CATARRHES.

De récentes et nombreuses observations viennent de démontrer d'une manière certaine l'efficacité merveilleuse et incontestable de l'essence
de térébenthine dans le traitement des catarrhes.
Ce médicament a un goût tellement détestable
qu'il est presque impossible de le prendre en po-

tion. M. le professeur Trousseau conseille de le prendre sous forme de perles. Les *perles de térébenthine* se prennent à la dose de 6 à 12 au moment même des repas. En fort peu de temps, les catarrhes, même les plus anciens, sont améliorés, puis guéris. On ne saurait trop recommander ce médicament.

Depuis quelque temps on emploie aussi avec beaucoup de succès la liqueur concentrée de goudron, pour combattre les catarrhes. Il convient de prendre chaque jour plusieurs tasses d'eau froide dans chacune desquelles on ajoute une cuillerée à café de liqueur. La préparation de cette liqueur étant assez compliquée et minutieuse, on fera bien de donner la préférence à celle qui est préparée par M. Guyot. Ce pharmacien, qui en prépare chaque jour une grande quantité, s'est acquit une vraie réputation dans la fabrication de ce produit.

DENTITION DES ENFANTS.

Il arrive fréquemment que les enfants percent leurs dents avec une grande difficulté; de là de cruelles souffrances, souvent même des convulsions. M. Mouriès, dans un rapport qu'il a présenté à l'Académie de médecine et à l'Institut de France, a démontré que presque toujours les difficultés de la dentition provenaient de ce que le phosphate de chaux (le principe générateur des os et des dents) ne se trouvait pas en quantité suffisante dans l'alimentation ; ce savant a prouvé en effet, par l'analyse, que dans un très-grand nombre de cas le lait des nourrices était défectueux sous ce rapport.

La cause du mal étant bien déterminée, restait à indiquer le remède. M. Mouriès a résolu le problème de la façon la plus heureuse, en composant l'Ostéine, qui a mérité à son auteur les approbations de l'Académie de médecine, de l'Académie des sciences, et le prix Monthyon.

L'*Ostéine*, qui est une combinaison de phosphate de chaux avec l'albumine (blanc d'œuf), facilite d'une façon véritablement merveilleuse la dentition des enfants. Ceux à qui l'on fait prendre une ou deux fois par jour de l'*Ostéine-Mouriès* dans leur potage ou leurs aliments, percent leurs dents avec une rapidité surprenante, sans convulsions, souvent même *sans souffrance*.

L'*Ostéine*, donnée à une nourrice, produit le même effet que si elle est prise par l'enfant, car ce produit passe dans son lait ainsi que l'a démontré l'analyse.

En dehors de la dentition, l'*Ostéine* est encore utile pour l'enfant à l'époque de sa croissance rapide. En effet, à ce moment, elle vient fournir en abondance aux os les éléments dont ils ont besoin pour se former et se consolider. Elle prévient de la sorte les déviations et le rachitisme qui arrivent trop souvent faute d'une nourriture bien appropriée.

L'*Ostéine* de Mouriès est livrée sous forme de semoule et sous forme de poudre, ce qui permet de la faire prendre en potage comme la semoule ordinaire, ou de la mélanger aux aliments quotidiens.

OBSERVATIONS PRÉSENTÉES A L'ACADÉMIE DE MÉDECINE.

Charles Gérard, faubourg Saint-Antoine, 65, est né en juin 1852, de parents bien constitués; il a été allaité par sa mère jusqu'à l'âge de 6 mois; à ce moment, il fut sevré.

Cet enfant, quoique faible, n'avait jamais été malade; mais, à dater de l'époque du sevrage, il dépérit visiblement, son ventre devint gonflé, les digestions furent difficiles. — A 10 mois, la jambe gauche se courba en dedans à partir de l'articulation du genou. — A 18 mois, ces symptômes s'aggravèrent au point que l'enfant ne pouvait se tenir debout; à cette époque (février 1854), il prit régulièrement tous les jours deux potages faits avec l'Ostéine-Mouriès, et le médecin prescrivit en même temps des bains de son et le repos.

Dès le commencement d'avril, la santé générale s'était améliorée, et l'enfant pouvait se tenir debout; — au mois de mai, il marchait facilement, et au mois de juillet, la jambe était tout à fait consolidée; elle est revenue à l'état ordinaire sans le secours d'aucun bandage, et l'enfant court avec autant de facilité que l'enfant le mieux constitué.

Madame Rateaud, femme d'Alphonse Rateaud, employé au *Moniteur universel* mit au monde, en 1851, un enfant du sexe féminin qui fut envoyé en nourrice aux environs de Paris. Cet enfant étant toujours malade, la mère le fit

ramener près d'elle, le 15 avril 1852. Il était alors souffrant,
chétif, pâle; sa tête était grosse, son corps avait à peine le
développement d'un enfant de trois mois, et un bourrelet
sensible gonflait les principales articulations.

Les médecins furent d'avis que le lait de la nourrice avait
été insuffisant et prescrivirent des toniques en même temps
qu'une alimentation fortifiante. L'état de l'enfant ne s'amé-
liora pas sensiblement. Au mois de mai 1853, il fut vacciné;
le régime fortifiant fut continué; mais l'état empira progres-
sivement, au point qu'au mois d'août il ne pouvait plus se
tenir sur ses jambes, et qu'à la moindre pression des os,
il poussait des cris de douleur. L'état de marasme était tel,
en mai 1864, qu'on désespérait de ses jours.

A ce moment, on conseilla à la mère de l'enfant l'Ostéine-
Mouriès, et cette alimentation commença le 10 mai. — Le 25,
il y eut amélioration évidente. — Le 50 juin, on pouvait
toucher les jambes sans faire souffrir l'enfant, dont la chair
était plus ferme et plus colorée. — Le 50 juillet, il pouvait
se tenir debout. — Le 50 août, il courait, et depuis ce
moment sa santé est bonne, son développement est régulier,
et il lui est poussé *douze* dents. Avant ce temps, il en avait
une seule qui avait percé à grand'peine au dix-neuvième
mois.

Madame Hagnoer, rue Neuve-Saint-Eustache, nº 3, mit au
monde, en juillet 1852, un enfant du sexe masculin avant
terme (sept mois). Cette dame, d'une forte constitution,
allaita son enfant jusqu'a l'âge de 8 mois, mais il resta toujours très-faible. En février 1854, frêle, petit, il avait la
tête grosse; un bourrelet prononcé, signe caractéristique
d'un état lymphatique avancé, existait aux articulations principales des bras et des jambes; enfin, malgré les soins les
plus assidus, l'enfant était si faible que, couché sur un
tapis, il lui était impossible de se mettre sur son séant.

A cette époque, la mère le mit à l'usage de l'Ostéine-
Mouriès préparée tantôt avec du lait, tantôt avec du bouillon
gras et l'enfant, jusqu'au 12 juillet 1854, ne prit que ces
petits plats toute *nourriture*.

2.

Dès le mois de mars, amélioration sensible, chair plus ferme, bonnes digestions, légère coloration des joues. — Au mois d'avril, amélioration continue, et l'enfant commence à se mouvoir et à se tenir debout. — Au mois de mai, il peut, après avoir été couché sur un tapis, se mettre de lui-même sur son séant. — Au mois de juin, il se relève sans difficulté, il marche et il court, comme s'il n'avait jamais été malade.

Ce changement merveilleux s'est accompli sous la seule influence des potages faits avec l'Ostéine-Mouriès.

Madame Dubois, rue de Rivoli, 12, s'était mise à l'usage de l'Ostéine-Mouriès pendant sa grossesse, et l'enfant, venu à terme, était très-bien constitué. Après ses couches, elle cessa d'en prendre pendant un mois ; elle allaitait son enfant, mais son lait n'était pas abondant ; la santé du nouveau-né était mauvaise. D'après l'analyse, ce lait ne contenait qu'un quart des éléments nécessaires pour la formation des os : elle reprit alors l'usage de l'Ostéine, et son lait devint non-seulement plus riche, mais, chose remarquable, il devint assez abondant pour suffire à l'allaitement de son enfant. Ce lait, auparavant, contenait par litre, 70 centigrammes de principe des os ; il donnait, huit jours après, 2 grammes de principe des os. Trente observations analogues ont été mises sous les yeux de l'Académie de médecine.

Madame X..., rue de la Calandre, 40, nourrice sur lieux, fut affectée, en 1851, par son nourrisson, d'une maladie constitutionnelle dont elle sembla guérie à la suite d'un traitement actif ; en 1853, elle accoucha d'un garçon, qu'elle allaita ; à l'âge de 2 mois, l'enfant maigrit, les yeux se cernèrent, le ventre devint dur, et il survint un état de marasme complet.

Le lait de la nourrice, analysé, ne contenait que des traces de phosphate des os. En janvier 1854, elle fut mise au régime de l'Ostéine-Mouriès. Au mois de février, son lait contenait près de 2 grammes de principe des os, et l'état de l'enfant s'améliorait ; — au mois de mars, l'amélioration devint plus sensible, et deux dents percèrent (il avait 5 mois); — en juillet 1854, le nourrisson était complétement revenu à l'état normal.

MORSURES, PIQURES D'ANIMAUX.

Si la blessure est légère, vient d'une abeille par exemple, il suffit de verser sur la petite plaie une goutte d'ammoniaque liquide ou d'acide phénique. Si la morsure vient d'un serpent, venimeux ou non, par prudence, il est bon de commencer par s'appliquer une forte ventouse sur la partie atteinte; ce procédé, essayé un grand nombre de fois au Muséum deParis, a constamment réussi. En effet, la ventouse attire le venin en même temps que le sang. Ensuite, on verse un peu d'ammoniaque sur la blessure pour neutraliser les traces de venin qui pourraient encore subsister. Lorsqu'on est mordu loin de sa demeure et qu'on n'a pas de ventouse avec soi, il faut commencer par laver la blessure avec de l'ammoniaque ou de l'eau fraîche, puis se serrer fortement au moyen d'une ficelle le membre blessé, mais un peu au-dessus de la morsure. De la sorte on comprime la veine, et on empêche l'absorption du poison. Il convient de faire sept ou huit tours avec la ficelle avant de faire le nœud.

Lorsqu'on est mordu par un chien enragé ou

tout au moins suspect, il faut immédiatement appliquer la ventouse, puis cautériser au fer rouge. Là est le vrai remède. Il faut se défier des prétendus remèdes contre la rage, on ne connaît de véritablement efficace que la cautérisation au fer rouge.

CONSTIPATION.

On ne doit jamais négliger de soigner la constipation, car, à la longue, elle peut amener de sérieux accidents. Bien des personnes ont l'habitude de combattre la constipation par les purgatifs. C'est une erreur ; on ne fait qu'aggraver le mal au lieu de le guérir ; les purgatifs peuvent bien dissiper temporairement la constipation, mais ils irritent inutilement l'estomac et les intestins et la maladie qu'on a voulu combattre revient plus opiniâtre que jamais.

Il existe, pour vaincre la constipation, un moyen qui commence à se répandre à cause de son efficacité incontestable ; tous ceux qui l'emploient n'ont qu'à s'en louer.

Ce moyen consiste à prendre avant et après chaque repas une cuillerée à bouche de *Charbon de Belloc*. Les personnes qui éprouvent de la répugnance à prendre la poudre peuvent la remplacer par les *Pastilles de Belloc*. Deux ou trois pastilles avant et après chaque repas produisent le même effet. Au bout de fort peu de temps la constipation disparaît complétement. Il est bon cependant de continuer encore pendant quelques jours l'emploi du charbon, qui n'a jamais d'inconvénient.

Au reste, voici quelques observations extraites du rapport approuvé par l'Académie de médecine de Paris, dans la séance du 27 décembre 1849 :

M. Deh..., médecin-vétérinaire, à Lunéville, a été pendant un an en proie à une gastralgie avec constipation opiniâtre et crampes d'estomac; ces crampes avaient réduit le malade à une grande maigreur et provoqué une jaunisse. M. Deh... avait employé sans succès une diète sévère, des laxatifs, des potions calmantes, le bismuth et la magnésie. On lui indiqua le *Charbon de Belloc*, dont il fit usage avec un succès inespéré. Peu de jours ont suffi pour rétablir les fonctions de l'estomac. La constipation disparut, le teint s'éclaircit, et un embonpoint satisfaisant succéda à la maigreur.

M. D..., ecclésiastique, était depuis deux ans atteint d'une gastralgie; il avait de la constipation qui persistait pendant huit à dix jours. Il était d'une maigreur et d'une pâleur extrêmes. Il fit usage du *Charbon de Belloc*. Dès le quatrième jour, la constipation fut détruite pour ne plus reparaître. M. D... continua ce moyen pendant un mois : il mangeait toute espèce d'aliments et avait recouvré la santé, qui ne s'est pas démentie depuis ce jour.

Madame D... était d'une maigreur effrayante depuis dix ans; elle éprouvait une répugnance invincible pour la viande et les corps gras; elle avait une constipation opiniâtre, de la céphalalgie, et elle souffrait de douleurs d'estomac principalement après le repas. Je lui prescrivis le *Charbon de*

Belloc à la dose de quatre cuillerées par jour, une cuillerée avant et après chaque repas. L'appétit ne tarda pas à se manifester. Nous avons presque toujours constaté, dans les cas semblables, ce retour instantané de l'appétit après l'ingestion des premières doses de charbon. La constipation fut bientôt vaincue, la malade put alors manger avec plaisir les viandes pour lesquelles elle éprouvait naguère un profond dégoût. L'embonpoint reparut, et la santé ne tarda pas à se rétablir complétement.

Lorsque toute constipation a disparu, il est bon d'aller à la selle chaque jour et autant que possible toujours à la même heure. Ce moyen, qui peut paraître puéril et banal, est cependant extrêmement efficace pour prévenir le retour du mal.

MAUX DE DENTS.

Si le mal provient d'une dent gâtée, il suffit souvent de mettre dans la cavité de la dent une boulette de coton imbibée soit de laudanum, soit de chloroforme, soit de teinture d'iode. Ce dernier moyen réussit souvent, si non plus vite, du moins plus sûrement que les autres.

Si le mal de dents provient d'un état général d'inflammation des gencives, il convient de se gargariser longuement la bouche avec une décoction de racine de guimauve, à laquelle on a ajouté une tête de pavot. On se trouve souvent très-bien de se mettre dans l'oreille une forte boulette de coton trempée dans du baume tranquille, ou bien dans un mélange de quatre parties d'huile et d'une partie de chloroforme.

Du reste, on doit dire que bien souvent le moyen qui réussit aux uns n'est pas celui qui réussira le mieux aux autres.

Dans la plupart des cas, les maux de dents ne proviennent que de la nature des dentifrices que l'on a l'habitude d'employer. (Voyez DENTIFRICES.)

PURGATIFS.

Il n'est pas de médication à laquelle on ait plus souvent recours qu'à la purgation ; mais du choix du purgatif dépend souvent le résultat que l'on atteint. A propos des purgatifs, on ne peut mieux faire que de citer l'article suivant, extrait d'un journal de médecine :

On lit dans le *Courrier médical* :

« Au moment du printemps, il est de bonne hygiène de prendre quelque purgatif qui, sans secousse, dégagera la tête, l'estomac et les intestins, et préviendra de la sorte les migraines, vertiges, congestions et malaises si fréquents à cette époque de l'année. Tout le monde est d'accord à ce sujet; mais les avantages ou les inconvénients que l'on retirera de cette médication viennent du choix du pur-gatif.

« Tout d'abord, il faut, à part des cas spéciaux, s'abstenir des purgatifs drastiques ou violents. Ces substances, prises d'ordinaire dans le règne végétal, sont d'une âcreté excessive et causent fréquemment des inflammations d'entrailles fort longues à guérir. A une dose un peu plus élevée, ce sont des poisons énergiques. Il convient encore de laisser de côté les purgatifs caustiques, la magnésie calcinée, par exemple, qui, malgré une réputation assez bien établie, agit sur les organes avec une vivacité telle, que souvent elle occasionne des déjections sanguinolentes, ainsi que l'a constaté le professeur Trousseau.

« Les purgatifs salins sont ceux qui, à tous égards, méritent la préférence. Ils purgent sûrement et sans danger. Parmi les purgatifs salins, les plus employés sont le sulfate de magnésie, le sulfate de soude et la Poudre de Rogé. Le seul défaut du sulfate de magnésie est son amertume détestable, qui le fait repousser par bien des personnes. La *Poudre de Rogé*, au contraire, dissoute dans une demi-bouteille d'eau, a un goût agréable, semblable à celui de la limonade ordinaire ; elle agit sûrement, ne provoque pas de coliques ; en un mot, c'est le type du purgatif par excellence ; enfin, sa conservation indéfinie permet de l'emporter en voyage et à la campagne. C'est donc ce dernier purgatif que nous devons recommander aux personnes qui ont la bonne habitude de se purger à l'époque actuelle de l'année.

« Docteur Sarras. »

On doit ajouter enfin que la *Limonade de Rogé* a reçu l'approbation de l'Académie de médecine.

GALE.

En outre de la répugnance qu'elle inspire, cette maladie est assez douloureuse pour que tout malade soit heureux d'apprendre qu'il existe un moyen de le guérir sûrement en deux ou trois jours. Il suffit de répandre sur la partie atteinte de l'huile de pétrole. Il faut éviter de frotter. On laisse l'huile en contact pendant une heure. On recommence le lendemain et le surlendemain si cela est nécessaire. Ce moyen, fort peu dispendieux, est d'une efficacité extraordinaire. Son emploi est suivi d'un succès complet dans l'immense majorité des cas.

Un autre moyen, également efficace, consiste à pratiquer des lotions avec la liqueur concentrée de goudron, dont les bons effets ne sont plus aujourd'hui à mettre en doute.

CHAMPIGNONS VÉNÉNEUX.

Il n'est pas d'année où il ne se produise un grand nombre d'empoisonnements par le fait des champignons. Il est bon de savoir que beaucoup d'espèces dangereuses ressemblent d'une façon frappante à d'autres espèces comestibles.

On a indiqué plusieurs moyens de reconnaître les champignons vénéneux de ceux qui sont inoffensifs. On a prétendu, par exemple, qu'en faisant bouillir les champignons avec une cuiller ou tout autre objet d'argent, ledit objet noircissait lors-

qu'il se trouvait en présence de champignons vénéneux. Il est déplorable que ce fait se soit accré-
dité, car il est complétement faux et peut conduire
à des accidents graves en inspirant une confiance
trompeuse.

Il faut se bien persuader que jusqu'ici la science
n'a indiqué aucun moyen assuré de reconnaître les
champignons vénéneux, autrement que par la dé-
termination botanique de l'espèce.

En cas d'empoisonnement par les champignons,
il faut provoquer les vomissements en attendant
l'arrivée du médecin.

MALADIES DU FOIE.

Les remèdes les plus simples sont quelquefois
les meilleurs; mais parce qu'un médicament
semble banal et puéril, faut-il l'abandonner s'il
est réellement efficace? Assurément non. Bien des
gens souriront d'une façon incrédule quand on
leur dira que dans la plupart des cas les maladies
du foie sont guéries par le suc d'une plante. Et
cependant rien n'est plus vrai. Le suc d'ortie
(*urtica urens*) jouit d'une efficacité remarquable
contre ce genre de maladie.

Il convient de prendre quelques poignées d'ortie
fraîche, de les piler pour en extraire le jus, d'ava-

ler chaque jour au moins quatre cuillerées à bouche de ce liquide pour constater en peu de jours une très-notable amélioration. Dans la plupart des cas, après quelque temps de ce traitement, la maladie disparaît complétement.

Cependant, comme dans beaucoup de circonstances, les maladies du foie se lient à un état maladif de l'estomac, il est convenable, tout en prenant le suc d'ortie une demi-heure avant le repas, de prendre aussi chaque jour une cuillerée à bouche de Charbon de Belloc, avant et après chaque repas.

De plus, comme presque toujours les maladies du foie sont accompagnées d'une grande faiblesse de l'organisme et d'un état fébrile, il est très-important de suivre en même temps une médication tonique. Le mieux, dans ce cas, est de prendre chaque jour deux petits verres de vin de quinium (*voy.* Toniques).

Ce traitement, qui peut paraître naïf, est pourtant d'une réelle efficacité ; il a sauvé tant de malades qu'on ne saurait trop le recommander.

COURBATURE.

La courbature est un sentiment de lassitude générale, de fatigue pénible dans tous les membres.

Dans la plupart des cas, il suffit pour dissiper la courbature de prendre un bain chaud d'une heure, et un purgatif lorsque la lassitude persiste.

CHOLÉRA.

Il est très-rare que le choléra se déclare subitement. Presque toujours il se manifeste des symptômes précurseurs, et spécialement une diarrhée opiniâtre.

Aux époques où le choléra sévit, toute personne prudente s'empressera de se soigner dès qu'elle aura un dérangement de corps. En s'y prenant dès le début, on peut presque toujours conjurer le fléau.

Pour arrêter la diarrhée, beaucoup de moyens sont indiqués : l'opium, le laudanum, le sous-nitrate de bismuth, etc... Un des meilleurs, assurément, est le *Charbon de Belloc*. Il convient dans ce cas d'en prendre une cuillerée à bouche avant et après chaque repas. Le plus souvent le mal s'arrête dans les 24 heures.

Lorsque le choléra est bien déclaré, il est de toute nécessité d'avoir recours aux lumières du médecin. Du reste, le traitement qui paraît réussir le mieux, dans le début du choléra, consiste dans l'emploi simultané de l'ipécacuanha et du charbon. On peut s'expliquer ce fait en ce sens que le vomitif fait rejeter les miasmes délétères qui se sont introduits dans l'organisme, et que le charbon absorbe ce qui n'a pas été rejeté.

En temps de choléra, il est prudent de prendre certaines précautions. Le mieux est de continuer son genre de vie ordinaire, tout en évitant les excès de tout genre et les refroidissements. Il est bon, dans ce cas, de s'abstenir de prendre des bains froids et des boissons glacées.

Parmi les préservatifs, la *liqueur de Labarraque* doit être placée au premier rang. Il convient d'en verser dans des assiettes ou soucoupes que l'on place dans les appartements. On asperge les cours, escaliers, corridors, avec de la liqueur de Labarraque, étendue d'au moins cinquante parties d'eau.

Plusieurs fois par jour on se lavera les mains et le visage avec de l'eau dans laquelle on aura mis quelques gouttes de liqueur.

Quatre matelots grecs, et bientôt après huit matelots espagnols, atteints du typhus nautique, sont entrés au lazaret. Les chirurgiens et les gardes de santé chargés de les soigner ont fait usage de liqueur de Labarraque en lavages, aspersions, ablutions. Malgré un contact de quarante jours, aucun d'eux n'a contracté la maladie. (*Rapport de* M. Robert, *médecin du* Lazaret de Marseille, *à* M. *le ministre de l'intérieur.*)

Durant la dernière peste d'Alep, M. de Lesseps, consul général de France en Syrie, et M. le docteur Caporal, médecin de S. E. Ioussóuf-Pacha, ont expérimenté la liqueur de Labarraque. Ils déclarent que les personnes qui en faisaient usage soignaient impunément les pestiférés, et vous supplient d'envoyer dans le Levant une ample provision de ce puissant préservatif. (*Rapport de MM. les intendants du Lazaret de Marseille à M. le ministre de l'intérieur.*)

MOYEN DE FAIRE PRENDRE LES SANGSUES RAPIDEMENT.

Lorsqu'on a déterminé l'endroit où elles doivent être placées, on y applique un sinapisme; on l'enlève quand la peau est bien rouge; on lave la place à l'eau tiède et on y applique les sangsues qui prennent à l'instant. En effet, la peau est attendrie, et le sang afflue en cet endroit.

FERRUGINEUX.

Le fer est un médicament tellement héroïque e si merveilleusement efficace qu'il ne faut pas s'étonner qu'on ait cherché à multiplier les formes sous lesquelles on le prescrit aux malades. Un grand nombre de ces préparations présentent l'inconvénient soit de noircir les dents, soit de fatiguer l'estomac, soit de produire une constipation opiniâtre.

Les *pilules de Vallet*, au carbonate de fer, ne présentent aucun de ces inconvénients. En raison de leur efficacité remarquable et incontestable comme tonique, et dans les cas de pâles couleurs, pertes blanches, etc., elles ont reçu l'approbation de l'Académie de médecine.

On ne saurait trop insister sur la valeur qu'il convient d'attribuer à l'approbation de l'Académie de médecine de Paris, surtout alors qu'il s'agit d'un ferrugineux. En effet, ce genre de médicament se présente sous tant de formes que l'on peut se trouver embarrassé quand il s'agit de choisir l'une de ces préparations. M. Piorry, professeur à la Faculté de médecine de Paris, faisant un cours sur les maladies du sang, a été amené à comparer et apprécier les propriétés des diverses préparations ferrugineuses connues ; il terminait ainsi cet examen :

« Mais le médicament qui nous a rendu le plus de services et dont nous avons retiré les plus grands avantages, ce sont les *pilules de Vallet*... Nous devons à la vérité de dire qu'entre nos mains les pilules de Vallet n'ont jamais été infidèles, et nous les recommandons comme un médicament des plus précieux. »

Comme dose ordinaire, on commence par prendre une ou deux pilules chaque jour, et on augmente jusqu'à huit à dix pilules par jour.

De même que la plupart des bons médicaments, les pilules de Vallet ont été le point de mire des contrefacteurs, surtout à l'étranger. On livre souvent au public des flacons de pilules plus ou moins bien préparées, sous le nom de pilules de Vallet. L'extérieur de l'enveloppe est fort bien imité, mais il faut se défier du contenu.

Comme garantie d'origine, *chaque pilule* sortant du laboratoire de l'inventeur porte le mot VALLET, gravé en creux.

SUEURS.

Il arrive souvent que les malades sont fatigués par des sueurs abondantes. Ce fait se présente fréquemment dans la phthisie. Le meilleur moyen, d'après le docteur Vignard, pour arrêter ces sueurs qui épuisent inutilement le malade, est de lui faire prendre tous les soirs une infusion ainsi composée :

Feuilles de sauge, une forte pincée.
Eau, 200 grammes.

Faire bouillir deux minutes.

BRONCHITES.

IRRITATION DE LA POITRINE. — RHUME. — GRIPPE.

On a appliqué ces différents noms à diverses formes de l'inflammation, de l'irritation des conduits qui portent l'air dans les poumons.

L'un des phénomènes les plus fatigants des rhumes est sans contredit la toux, qui devient quelquefois tellement insupportable, qu'à elle seule elle constitue une véritable maladie. C'est être utile aux malades que de leur recommander tout spécialement, pour combattre la toux, la *Pâte pectorale balsamique de Regnauld aîné*, qui calme les accès comme par enchantement, et rend aux infortunés patients le repos dont ils ont si grand besoin. On doit la recommander avec d'autant plus de confiance, que l'analyse des plus éminents chimistes a démontré positivement qu'elle ne contient pas d'opium, et, par conséquent, ne peut jamais être nuisible à aucun âge et dans aucune proportion.

Les personnes qui ont l'habitude, en cas de bronchite, de prendre des tisanes, se trouveront bien de les remplacer par quelques tasses d'eau tiède, dans chacune desquelles on versera une petite cuillerée de liqueur concentrée de goudron. M. Guyot prépare à cet effet une liqueur qui est appelée à supprimer bien des tisanes ou sirops plus ou moins inertes dans les cas de rhumes, toux, etc.

TONIQUES.

Les toniques conviennent aux tempéraments maladifs, faibles, lymphatiques, et spécialement aux convalescents. Parmi les principaux toniques, on range les préparations de fer et celles de quinquina. Les préparations ferrugineuses sont à l'état solide ou à l'état liquide. Aux personnes qui ont l'habitude de prendre des préparations ferrugineuses solides, on doit recommander les *Pilules de Vallet*. Aux autres, le *Sirop de pyrophosphate de fer de Robiquet*. Ces deux médicaments, approuvés par l'Académie de médecine, méritent toute confiance sous tous les rapports. Ils ont le grand avantage, sur la plupart des préparations ferrugineuses, de ne jamais noircir les dents. Comme tous les bons médicaments, ils n'ont pas été épargnés par la contrefaçon. Les véritables *Pilules de Vallet*, sortant du laboratoire de l'inventeur, portent *chacune* gravé en creux le mot VALLET.

Quant aux préparations de quinquina, il n'en est pas de meilleur que le quinium approuvé par l'Académie de médecine. Le *Vin de quinium* d'Alfred Labarraque présente cette immense avantage qu'il contient en proportion considérable et à dose toujours constante les principes actifs du quinquina, ce qu'on ne rencontre pas dans la plupart des préparations analogues.

Le vin de quinium donné à des convalescents à la dose de un à deux petits verres par jour, un quart d'heure avant les repas, hâte le retour à la santé d'une façon remarquable. Associé aux pilules de Vallet, il produit des effets merveilleux sur les personnes faibles, maladives ou convalescentes.

A l'appui de ces affirmations on pourrait citer un grand nombre d'observations. En voici une des plus concluantes, présentée par le docteur Regnaüld, et tirée du journal l'*Union médicale :*

Madame Michel, charcutière, âgée de 50 ans, grande, fortement constituée, est en proie depuis deux ans à tous les troubles de l'âge critique : céphalalgie, palpitations, dyspepsie, insomnie, fièvre continue. En vain prend-elle du sulfate de quinine à doses prolongées; il est sans influence sur la fièvre et ne fait que provoquer d'insupportables douleurs à l'estomac. Une affreuse maigreur avait succédé à l'embonpoint.

Je prescrivis à la malade de prendre chaque jour trois petits verres de vin de quinium. Quinze jours après, elle vint me remercier elle-même avec effusion, elle était guérie; plus de fièvre, plus d'oppression. « Mais quel remède énergique vous m'avez donné là ! » dit-elle.

« Depuis quelques années, dit le docteur Bellevue, que je donne mes soins à l'usine Mazeline et Cⁱᵉ, j'ai employé avec un succès constant le *vin de quinium* de Labarraque comme fébrifuge et comme tonique dans tous les cas où les ouvriers (au nombre de 800 à 1,000) sont affaiblis par les miasmes paludéens qui s'exhalent des terrains de l'Eure.

« M. Mazeline lui-même, arrivé à un état de dépérissement assez grave, par suite des excès de ses travaux, dans une localité où les fièvres sont fréquentes, s'est trouvé régénéré par l'emploi habituel du vin de quinium, pris à la dose d'un verre à liqueur matin et soir, et sa santé s'est complétement rétablie. »

SURDITÉ ACCIDENTELLE.

Il arrive quelquefois que, sans motif apparent, l'ouïe devient difficile, et peu à peu on entend moins distinctement. Cela peut être dû à plusieurs circonstances : durcissement, dessèchement, inflammation de la membrane du tympan, etc. Très-souvent, pour se guérir complétement, il suffit, le soir, avant de se coucher, de se mettre dans l'oreille une boulette de coton bien imbibée de glycérine. La glycérine entretient la moiteur et l'humidité de l'oreille. Quelquefois le lendemain matin on est guéri, et le plus souvent, au bout de vingt-quatre heures.

ULCÈRES.

De nombreuses expériences ont prouvé qu'un des meilleurs moyens de traitement consiste à panser les ulcères avec de l'eau, dans laquelle on met un tiers de *Liqueur de Labarraque*. Peu à peu, chaque jour, on augmente la proportion de liqueur de Labarraque. En très-peu de temps on guérit ainsi des ulcères, même déjà anciens.

Le même traitement s'emploie avec le plus grand succès dans les cas de gangrène, lèpre, dartres, plaies, brûlures, teigne et diverses autres affections de la peau. Les expériences faites dans les hôpitaux ont montré qu'il existe peu d'agents aussi énergiques et efficaces que la liqueur de Labarraque.

Voici, du reste, quelques observations sur l'emploi de la liqueur de Labarraque :

Le sieur X... portait à la jambe un ulcère qui avait fini par envahir tout le membre. Un chirurgien qui le vit, effrayé de l'étendue de la plaie, pensa que l'amputation seule pouvait sauver les jours du patient. Appelé en consultation, je proposai d'essayer la liqueur de Labarraque. Elle produisit un effet merveilleux ; en peu de jours, la suppuration avait perdu toute fétidité et singulièrement diminué. Le vingtième, l'ulcère avait fait place à une cicatrice très-ferme ; le vingt-septième, la guérison était parfaite. (Docteur Hunt. *Mémoires de chirurgie militaire*, tome XXIX.)

Deux jours après avoir abattu un bœuf malsain, B... fut atteint d'une pustule maligne, immédiatement suivie d'un énorme gonflement de l'œil et de symptômes des plus graves. La cautérisation étant restée sans résultat, je fis appliquer sur la tumeur des plumasseaux de charpie imprégnés de liqueur pure. Après dix jours de traitement, B... était en pleine voie de guérison. (J. CLOQUET, *Clinique des hôpitaux*.)

Dans plusieurs cas d'ulcères rongeurs, fétides, j'ai fait usage de liqueur étendue de deux ou de six parties d'eau, selon la sensibilité des organes, et en dernier lieu concentrée. Son action a constamment été prompte. Les parties malades ont perdu leur insupportable fétidité dès les premières applications. La guérison est survenue en peu de jours. (CULLÉRIER, *Archives générales de médecine*, tome Ier.)

MAUVAISE HALEINE.

Cette infirmité provient généralement soit de l'état de l'estomac, soit de l'état des dents.

Dans le premier cas, le meilleur remède est le *Charbon de Belloc* ; il suffit d'en prendre une cuillerée après chaque repas. Ce produit absorbe les gaz qui causent la mauvaise haleine. Dans le second cas, il faut apporter le plus grand soin à l'entretien de la bouche. Le choix des dentifrices n'est pas indifférent ; beaucoup n'atteignent pas le but désiré, et même altèrent à la longue l'émail des dents. L'*Odontine* et l'*Élixir odontalgique*, composés par M. Pelletier, membre de l'Académie de médecine, doivent être conseillés. Ces produits, d'un arome fin et suave, parfument la bouche, dissipent la mauvaise haleine et l'odeur laissée par le cigare.

Il serait superflu de dire que ces deux dentifrices, qui portent l'empreinte de la science, ne peuvent en aucun cas altérer l'émail des dents.

RHUME DE CERVEAU.

Cette maladie n'a certainement rien de grave ; mais elle est tellement gênante et fatigante que chacun sera bien aise de connaître un moyen de s'en débarrasser rapidement. Il s'agit simplement au début du rhume, de respirer à plusieurs reprises pendant quelques minutes soit de l'ammoniaque liquide, soit de la teinture d'iode. Dans la plupart des cas, le mal se trouvera supprimé.

Lorsque le rhume dure depuis longtemps, ce moyen ne le guérira pas, mais il apportera encore du soulagement, et on devra l'employer le soir au moment de se coucher. Le bien-être momentané qu'il procurera permettra de s'endormir plus facilement.

MIGRAINES.

Il est rare que la migraine donne lieu à des accidents sérieux, ou qu'elle ait des suites fâcheuses ; mais les malaises qui la constituent sont tellement pénibles, qu'il importe de les dissiper au plus tôt. C'est donc sur le traitement que l'on doit insister. Ce traitement doit être essentiellement antispasmodique, et, pour le dire en passant, l'efficacité de cette médication prouve surabondamment en faveur de la nature nerveuse de la migraine.

Four beaucoup de personnes, les infusions aromatiques, le thé, les feuilles d'oranger, de menthe, la véronique, la sauge, la camomille, l'eau de mélisse suffisent à procurer un soulagement notable ; lorsque l'accès est intense, il faut en venir à des agents plus énergiques. C'est alors que les *Perles d'éther* trouvent leur place. Il convient d'avaler avec un peu d'eau fraîche de 5 à 6 perles d'éther. Si l'accès persistait, au bout d'une demi-heure on renouvelerait la dose, et presque toujours la migraine est arrêtée, surtout si on a recours aux perles dès le début du mal. Les Perles du docteur Clertan ont obtenu l'approbation si rare de l'Académie de médecine de Paris ; on ne saurait donc trop les recommander aux malades, d'autant plus que c'est un médicament qui ne peut jamais être nuisible.

SYNCOPE.

Quand une personne tombe en syncope, cela vient de ce que le cœur a momentanément cessé ses battements, et que le sang ne se porte plus aux extrémités. Le docteur Piorry affirme avoir obtenu les meilleurs résultats en tenant pendant quelques instants la tête abaissée. Il convient de coucher le patient par terre ou sur un lit, mais de telle sorte que la tête ne porte pas sur un oreiller, mais soit au même niveau que le reste du corps. Le sang se porte alors au cerveau, et le malade ne tarde pas à reprendre ses sens. En outre, il est convenable de faire respirer au patient du vinaigre, ou un peu d'ammoniaque, mais avec prudence.

ÉPIDÉMIES.

Dans les temps d'épidémie, il est certaines précautions qu'il est prudent de prendre. Il convient d'abord d'éviter les excès de toute sorte, les boissons froides, les bains froids, les vêtements trop chauds ou trop légers ; il faut observer en cela une juste mesure. Il est convenable de continuer son genre de vie ordinaire en prenant les précautions ci-dessus indiquées.

Un excellent moyen de préservation consiste dans un large emploi de la *Liqueur de Labarraque* (chlorure d'oxyde de sodium) étendue de 50 parties d'eau. On en fait des aspersions dans les appartements, ou bien on en met dans des vases ouverts, placés sur les meubles. Les écuries, étables, bergeries, etc., doivent être aspergées une ou deux fois par jour avec la liqueur de Labarraque, également étendue de 50 parties d'eau. A la dose de une à deux grandes cuillerées par litre d'eau on l'emploie avec grand avantage pour la toilette, les bains et lotions.

L'emploi de la liqueur de Labarraque a rendu les plus éminents services, surtout dans les pays chauds, pendant les temps d'épidémie de toutes sortes (voy. CHOLÉRA).

En outre de cette excellente précaution, les personnes qui demeurent dans des pays dont le sol est humide, ou dans le voisinage de cours d'eau, se trouveront extrêmement bien de prendre chaque matin un petit verre de *Vin de quinium.* Il n'existe pas de meilleur tonique, et il est nécessaire que dans les temps d'épidémie, l'organisme soit sain et vigoureux pour échapper au fléau.

INCONTINENCE D'URINE.

Combien ne rencontre-t-on pas de malheureuses personnes affectées de cette triste infirmité, qui donneraient bien volontiers une partie de leur fortune, pour être délivrées de ce souci de leur existence ! Jusqu'à ces derniers temps, la médecine était restée impuissante à guérir l'incontinence d'urine. A peine pouvait-elle offrir aux malades quelques palliatifs temporaires. M. Grimauld, pharmacien de Poitiers, à rendu un véritable service à la médecine en reconnaissant que le seigle ergoté allié au fer dans de certaines proportions, constituait un remède souverain contre l'incontinence d'urine. La difficulté était d'arriver à une forme de médicament susceptible de se conserver. M. Grimauld, de Poitiers, après quelques recherches, est parvenu à préparer des *dragées d'ergot de seigle ferrugineux* irréprochables sous tous les rapports.

C'est presque toujours avec un succès complet que les médecins emploient les dragées de M. Grimauld, contre l'incontinence d'urine, et le plus souvent leur effet se fait sentir dès les premiers jours. M. le docteur Arlin, médecin en chef de l'hôpital de Poitiers, a constaté, pendant les trois mois de son service dans cette établissement, la guérison de onze malades atteints d'incontinence d'urine, dont deux vieillards de 65 et 71 ans et neuf enfants de 7 à 17 ans, par l'emploi des dragées de Grimauld au fer et au seigle ergoté.

Le même traitement a été appliqué, dans cet établissement, à trente-huit enfants de 8 à 20 ans, dont quatre idiots; à une femme de 85 ans et à un vieillard, qui tous ont été parfaitement guéris en peu de temps.

Voici une lettre adressé à M. Grimauld par un professeur:

Monsieur, je puis certifier que deux malades, mesdemoiselles A..., âgées l'une de 10 ans, et l'autre de 15 ans, ont été guéries, par l'emploi de vos dragées, d'une incommodité très-ancienne et très-opiniâtre : incontinence d'urine qui se produisait toutes les nuits.

GAILLARD, ✳

Professeur à l'École de médecine de Poitiers, chirurgien de l'Hôtel-Dieu, membre correspondant de l'Académie impériale de médecine. — Juillet 1859.

Les dragées de Grimauld, de Poitiers, s'administrent à la dose de 5 le matin et 5 le soir, pendant les premiers jours; on peut les porter à 20 par jour quand la guérison tarde à se produire.

DÉMANGEAISONS.

Lorsque les démangeaisons sont devenues intenses, on se trouve fort bien de lotions avec de l'eau dans laquelle on met de la *Liqueur de Labarraque*, dans la proportion de une à deux cuillerées à bouche par litre d'eau.

Au moyen de lotions avec l'eau légèrement chargée de liqueur, le docteur Coudray a fait cesser les insupportables démangeaisons qui tourmentaient les passagers et l'équipage du *Montalembert*, durant une longue navigation dans la mer Pacifique. *

SCROFULES. — RACHITISME. — HUMEURS
FROIDES.

Ces affections qui ont tant d'analogie et de points de contact, les unes avec les autres, nécessitent une nourriture substantielle, un air pur, sec et chaud, des exercices en plein air.

Parmi les médicaments employés, le plus usité et le plus efficace est l'huile de foie de morue brune.

Comme cette huile, en raison de la grande consommation que l'on en fait, est sujette à être falsifiée dans le commerce, on doit donner la préférence, à l'*huile de foie de morue de Berthé*, approuvée par l'Académie impériale de médecine, comme celle qui remplit le mieux le but que l'on se propose, et qui est journellement prescrite par les notabilités médicales de Paris.

Il est bon aussi de prendre en outre chaque jour une tasse d'infusion de feuilles de noyer ; cette tisane augmente encore l'action bienfaisante de l'huile de Berthé.

MOUSTIQUES.

Le meilleur moyen de se débarrasser des moustiques si agaçants, surtout dans les pays très-chauds, consiste à répandre dans les habitations quelques gouttes de *Liqueur de Labarraque*. Aucun insecte ne peut supporter les émanations de cette liqueur, et en renouvelant de temps à autre ces aspersions on est débarrassé de ces hôtes gênants.

La liqueur de Labarraque s'emploie également pour chasser les punaises et autres parasites plus ou moins dangereux ou désagréables.

En cas de piqûre, le meilleur moyen de faire cesser la douleur et d'empêcher le gonflement consiste à déposer sur la petite plaie une goutte de liqueur de Labarraque.

CORS AUX PIEDS.

Les remèdes abondent pour la guérison des cors, les uns sont dangereux, les autres plus ou moins efficaces. Un des meilleurs moyens est celui-ci : Il faut toucher le cor avec la pierre infernale ; il se forme une croûte noire qui tombe au bout de quelques jours. On touche alors une seconde fois avec la pierre, et une troisème fois si cela est nécessaire, ce qui est assez rare.

RHUMATISME. — SCIATIQUE. — LOMBAGO.

Le médication par excellence contre ce genre de maladie, consiste dans l'emploie des *Perles d'essence de térébenthine*. Le professeur Trousseau, membre de l'Académie de médecine, affirme qu'il a toujours eu à se louer de ce médicament. Il conseille de prendre les perles au moment des repas ; on doit commencer par deux perles pour aller jusqu'à dix. Dans quelques cas, l'effet du médicament ne se produit pas les premiers jours, mais le malade ne doit pas se rebuter. Presque toujours il est assuré de la guérison en continuant cette médication pendant une semaine ou deux.

Dans ce genre de maladie, on emploie encore avec succès le papier chimique désigné sous le nom d'*Emplâtre du pauvre homme.* Ce papier, inventé par Béral quelques années avant sa mort, jouit d'une réputation méritée. Du reste, on peut l'employer concurremment avec les perles d'essence de térébenthine.

MAL DE MER.

C'est rendre un véritable service aux voyageurs, que de leur faire connaître un moyen de guérir le mal de mer. D'après le docteur Landerer, il suffit, dès les premières atteintes du mal, alors que l'on sent la tête tourner, le cœur faiblir, d'avaler dans un peu d'eau froide 2 à 5 *Perles de chloroforme.* Dans la plupart des cas, le malaise et la souffrance cessent à l'instant. Il paraîtrait que lorsque l'on n'a pas sous la main des perles de chloroforme, les *Perles d'éther* peuvent les remplacer avec quelque succès. Du reste, les perles de chloroforme et d'éther du docteur Clertan se trouvent dans la plupart des pharmacies, et il est prudent de s'en prémunir avant de s'embarquer.

DIARRHÉE. — DYSSENTERIE. — CHOLÉRINE.

Contre ces maladies on a l'habitude d'employer le sous-nitrate de bismuth, l'opium et d'autres médicaments qui quelquefois peuvent occasionner dans l'organisme des troubles assez graves. Il existe un médicament au moins aussi efficace et qui ne peut jamais avoir d'inconvénients : c'est le *Charbon du docteur Belloc*. Il suffit de prendre chaque jour de trois à six cuillerées à bouche de charbon pour faire cesser en peu de temps la dyssenterie, la diarrhée et la cholérine.

Au premier abord il peut paraître singulier que le charbon qui détruit la constipation puisse aussi guérir la diarrhée. Néanmoins ce fait s'explique aisément lorsqu'on sait que dans la constipation le charbon agit surtout en divisant les aliments, tandis que dans les cas de diarrhée, dyssenterie, cholérine, il agit spécialement par son pouvoir absorbant. C'est un médicament précieux, approuvé par l'Académie de médecine, qu'on ne saurait trop recommander dans les cas que l'on vient d'indiquer.

On ne peut mieux faire, du reste, que de citer le passage suivant extrait du journal l'*Abeille médicale :*

Parmi les substances qui peuvent avantageusement remplacer le sous-nitrate de bismuth, il en est une à laquelle on ne paraît pas s'être assez arrêté : c'est le charbon végétal. Le charbon est le type par excellence de l'absorbant. Comme diviseur, ses qualités ne sont pas douteuses ; ses particules n'ayant aucune tendance à se réunir en magma, il se répand également dans toute la masse à diviser et la pénètre dans toutes ses parties. En outre, il n'est peut-être pas de médicament que l'on puisse se procurer à aussi bas prix.

Le charbon a cette propriété singulière, qu'il agit également bien dans les cas de constipation opiniâtre et dans les cas de diarrhées ou de dyssenterie. Ce qui, au premier abord, peut sembler paradoxal, s'explique cependant si l'on veut admettre que dans les cas de constipation le charbon agit comme diviseur, et dans les cas de diarrhée ou de dyssenterie, comme absorbant. Ce sont ses propriétés éminemment absorbantes qui ont fait employer le charbon avec succès dans la période première du choléra, simultanément avec l'ipécacuanha, dans les cas de cancer de l'estomac, non pour guérir cette terrible maladie, mais pour condenser les gaz infects qui en résultent ; dans les cas de gastralgie, etc.

De ce qui précède, il résulte donc que le charbon végétal se trouve naturellement indiqué comme le vrai succédané du sous-nitrate de bismuth, et même lui est souvent préférable.

CLOUS ET FURONCLES.

Des expériences récentes faites à l'hôpital Saint-Louis, à Paris, prouvent que le meilleur traitement consiste à faire des lotions sur la partie malade avec la liqueur concentrée de goudron, et à boire quatre ou cinq fois par jour une cuillerée à café de cette liqueur dans un demi-verre d'eau. Sous l'influence de cette médication, les clous ou furoncles ne tardent pas à disparaître. Néanmoins, pour en prévenir le retour, il est prudent de prendre un purgatif, spécialement un flacon de *poudre de Rogé*, qu'on fait dissoudre dans une demi-bouteille d'eau. Ce sel purge parfaitement sans jamais causer d'irritation.

COLIQUES.

Bien que les coliques puissent tenir à beaucoup de causes diverses, il est cependant quelques moyens inoffensifs que l'on peut toujours employer et dont on a souvent à se louer. La première chose à faire est d'appliquer sur le ventre un cataplasme bien chaud, et de faire boire au malade une infusion d'anis ou de badiane. Si on n'obtient pas ainsi de soulagements, on se rend souvent maître de la maladie en avalant dans un peu d'eau froide de 3 à 5 *Perles de chloroforme* ou à leur défaut, une égale quantité de *Perles d'éther*. Les perles de chloroforme réussissent souvent à calmer des coliques extrêmement violentes.

PIQURES DE SANGSUES.

On est souvent très-embarrassé pour arrêter le sang qui coule de piqûres de sangsues. L'amadou est généralement employé et réussit souvent, mais à la condition qu'on ne prendra pas de l'amadou trop battu, c'est-à-dire à surface bien lisse. Il faut appliquer sur les piqûres un amadou très-velu. Il est bon de déchirer l'amadou dans le sens de son épaisseur et d'appliquer sur la peau l'intérieur de l'amadou.

Quand malgré cela le sang continue à couler on peut souvent l'arrêter en saupoudrant les piqûres avec de l'amidon aussi fin que possible. Si ces divers moyens n'avaient pas de succès, on aurait recours à l'eau de Brocherri ou au perchlorure de fer liquide.

DENTIFRICES.

HYGIÈNE DE LA BOUCHE.

C'est une chose de la plus haute importance que les soins hygiéniques donnés à la bouche; on ne se doute pas généralement des maux de toutes sortes qui, le plus souvent, ne résultent que de l'incurie et de la négligence, et qu'un peu de précaution suffirait à prévenir. Il n'est pas non plus indifférent, dans ces soins journaliers, de se servir de telle ou telle substance pour nettoyer les dents, en entretenir la blancheur ; bien des personnes qui ont employé, sans se rendre compte de leur composition, les premiers dentifrices qui leur ont été offerts par le hasard, ont eu gravement à s'en repentir, et se sont figuré, bien à tort, que les poudres et les opiats dentifrices, quels qu'ils fussent, détruisent les dents plutôt qu'ils ne les conservent. C'est que la plupart de ces dentifrices, préparés dans le seul but de blanchir les dents, contiennent des acides et n'arrivent au résultat demandé que par une altération notable de l'émail.

On ne saurait trop recommander l'usage des dentifrices inventés dans les dernières années de sa vie par M. Pelletier, membre de l'Académie de médecine et de l'Académie des sciences, qui, depuis de longues années, se livrait à des études spéciales pour connaître l'action produite sur les dents par les différentes substances que l'on peut employer pour leur entretien.

L'*Odontine* donne aux dents une blancheur éclatante sans jamais en altérer l'émail. L'*Élixir odontalgique* fortifie les gencives, parfume la bouche et enlève l'odeur laissée par le cigare.

5.

Le nom et la position scientifique de leur inventeur attestent que ces deux produits atteignent la plus haute perfection comme dentifrices.

ENGELURES.

C'est par centaine qu'on a donné des moyens de guérir les engelures. Presque tous sont sans valeur, quelques-uns ridicules. Il en est deux qui, par leurs bons résultats, méritent de fixer l'attention.

Le premier consiste à se laver fréquemment la partie malade avec de la *Liqueur de Labarraque*, coupée de moitié d'eau. Si les engelures sont accompagnées de crevasses, il convient de mélanger d'abord une partie de liqueur avec quatre parties d'eau ; puis à chaque fois on augmentera la proportion de liqueur.

Le second moyen est de mettre sur les engelures un mélange ainsi composé :

Glycérine.	100 grammes
Acide chlorhydrique.	2	—

On emploie ce liquide le soir avant de se coucher, et sans essuyer la partie malade on l'enveloppe d'un linge, ou on y met un gant si les engelures sont aux mains ; le lendemain matin on lave avec de l'eau fortement vinaigrée. On recommence le soir suivant et les engelures disparaissent ordinairement le second jour.

Si les engelures sont accompagnées de crevasses, il faut se servir de glycérine pure sans addition d'acide chlorhydrique.

CONTUSIONS.

Lorsqu'on a reçu un choc sur une partie du corps, un des meilleurs remèdes consiste à appliquer sur la partie atteinte une compresse bien imbibée d'eau-de-vie. De cette façon, dans la plupart des cas, on évitera la coloration bleue de la peau, et la douleur cessera promptement. Lorsqu'on n'a pas d'eau-de-vie sous la main on peut la remplacer par de l'eau fraîche, ou mieux par de l'eau fortement vinaigrée ou de l'eau salée ; mais l'eau-de-vie est de beaucoup préférable.

MALADIES DE LA VESSIE.

La plupart des maladies de la vessie, et spécialement les catarrhes de la vessie, sont sensiblement améliorées et très-souvent guéries complète-

ment par l'emploi de l'*Essence de térébenthine*.
M. le professeur Trousseau recommande de prendre
de 4 à 12 perles d'essence de térébenthine au moment des repas. C'est, dit-il, un médicament d'une
efficacité merveilleuse, qui lui a rendu les plus
grands services, et qu'il recommande chaudement
aux médecins et aux malades dans son *Traité de
thérapeutique*. Il n'est pas superflu de dire encore que les perles du docteur Clertan ont obtenu
l'approbation de l'Académie impériale de médecine de Paris.

MORTALITÉ CHEZ LES ANIMAUX DOMESTIQUES.

Il arrive fréquemment que les animaux domes-
tiques, chevaux, bœufs, moutons, poules, etc.,
sont décimés par des épidémies. Dans la plupart
des cas, l'emploi de la *Liqueur de Labarraque*
(chlorure d'oxyde de sodium) arrête la mortalité.
Il suffit d'arroser deux fois par jour les étables,
écuries, poulaillers, avec un mélange d'une bouteille de liqueur et 50 bouteilles d'eau. Il convient
d'en asperger les animaux et leurs harnais. Un
grand nombre de vétérinaires ont constaté les
bons effets de la *Liqueur de Labarraque* pour
préserver et guérir les animaux dans les temps
d'épidémie.

De même, lorsqu'un animal a été mordu, piqué ou blessé, il suffit de le panser avec une compresse imbibée de *Liqueur de Labarraque*, pour empêcher le mal de s'étendre, cicatriser promptememt la plaie, et prévenir de la sorte la gangrène, le charbon, etc.

———————

DANS LES CAS D'EMPOISONNEMENT

ET D'ASPHYXIE

EMPOISONNEMENT.

Lorsqu'un individu est pris subitement de nausées, de vomissements, de coliques violentes, il y a probabilité d'empoisonnement; il est bon de savoir, cependant, que quelques maladies peuvent aux premiers symptômes simuler l'empoisonnement.

Le plus urgent, en attendant l'arrivée du médecin, est de faire évacuer le poison ou de le neutraliser, afin de détruire son action toxique.

On fait évacuer le poison surtout en provoquant les vomissements. Pour arriver à ce but, un moyen bien simple consiste à enfoncer un doigt dans l'arrière-bouche du malade ou à lui chatouiller la luette avec une barbe de plume. Si ce moyen ne réussit pas bien, il convient d'administrer 5 à 20 centigrammes d'émétique. Tout en provoquant les vomissements, il est utile de lui faire boire en abondance de l'eau tiède. Si l'empoisonnement remonte à plusieurs heures, il est nécessaire d'administrer un lavement purgatif.

Pour neutraliser le poison, il est indispensable de connaître la nature du poison ingéré, car il faut bien se persuader qu'il n'existe pas de contre-poison susceptible d'être employé avec succès dans tous les cas.

Pour chaque poison, il est nécessaire d'administrer un contre-poison spécial.

Du reste, le plus souvent, lorsqu'on se trouve près du malade, il est facile de savoir quel est le poison qui a été pris, soit en interrogeant le patient, soit en examinant les flacons qui se trouvent auprès de lui.

Voici une liste des substances qui occasionnent le plus souvent les empoisonnements, et l'indication des premiers secours à donner :

Phosphore, allumettes chimiques. — De cinq à dix centigrammes d'émétique, selon l'âge du malade. Faire boire de l'eau mélangée de blancs d'œufs (eau albumineuse). Éviter l'emploi de l'huile et du beurre qui sont très-nuisibles.

Acides (Vitriol. — Eau forte. — Sel d'oseille. — Vinaigre. — Bleu des blanchisseuses, etc.). — Donner au malade une grande quantité de magnésie délayée dans l'eau. A son défaut, administrer un litre d'eau tiède dans lequel on aura fait dissoudre un morceau de savon blanc de la grosseur d'une petite noix.

Potasse. — Ammoniaque. — Eau de Javelle. — Faire prendre un litre d'eau additionné d'environ 100 grammes de vinaigre. A défaut de vinaigre, exprimer le jus de plusieurs citrons dans un verre d'eau.

Bichlorure de mercure (Sublimé corrosif). — Six blancs d'œufs dans un litre d'eau, puis du lait en abondance.

Sels de cuivre (Vitriol bleu. — Couperose bleue. —Verdet, etc.). — Eau albumineuse en abondance. Si on a sous la main de la limaille de fer bien fine, en délayer une pincée dans un verre d'eau et la faire prendre.

Sels de plomb (Extrait de saturne. —Céruse. — Blanc de plomb. etc.). — Le plus souvent, ces substances ne produisent pas un empoisonnement subit, mais agissent lentement. Dans le cas contraire, trente grammes de sulfate de soude dans un litre d'eau. A son défaut, une vingtaine de gouttes d'acide sulfurique (huile de vitriol), dans un demi-litre d'eau.

Nitrate d'argent (Pierre infernale).—Une forte pincée de sel de cuisine dans un litre d'eau.

Opium.—Laudanum.— Jusquiane.—Morelle.— If. — Belladone. — Datura.— Tabac. — Ciguë.— Aconit. — Colchique. — Digitale. — Laurier-rose. —10 à 30 centigrammes d'émétique dans très-peu d'eau. Café noir en grande abondance.

Champignons vénéneux.—10 à 20 centigrammes d'émétique, café noir en abondance. 20 à 30 gouttes d'éther sur du sucre ; frictions sur le corps avec de l'eau-de-vie camphrée.

Tels sont les premiers secours à donner dans les cas d'empoisonnement ; quant au traitement consécutif presque toujours indispensable, il faut s'en rapporter à la science du médecin.

ASPHYXIE.

L'asphyxie a lieu le plus souvent par submersion, par strangulation, par émanations gazeuses.

L'asphyxie par submersion provient d'un séjour plus ou moins prolongé sous l'eau.

Débarrasser le malade de ses vêtements ; le placer dans un lit chaud, et le coucher sur le côté droit ; débarrasser la bouche et le nez des mucosités ; faire respirer de l'ammoniaque, mais avec prudence ; chatouiller les narines avec une barbe de plume ; frictions avec de la flanelle, entourer le malade de briques chaudes mais non brûlantes, lavement salé ou vinaigré (125 grammes de sel ou de vinaigre dans deux verres d'eau). Quand la respiration est rétablie, un peu de vin chaud ou d'eau-de-vie. S'il y a des nausées, un vomitif.

Il faut éviter les lavements de tabac, la suspension par les pieds, les secousses violentes. Ces moyens sont dangereux.

Il arrive quelquefois que les noyés ne reprennent connaissance qu'après plusieurs heures de soins. Il ne faut donc pas se rebuter, mais persister longtemps, surtout dans l'emploi des frictions.

Dans l'asphyxie par strangulation ou asphyxie des pendus, il convient d'employer les mêmes moyens que dans l'asphyxie des noyés, en insistant surtout sur les frictions.

L'asphyxie par émanations gazeuses est produite par le gaz d'éclairage, l'acide carbonique, la vapeur de charbon, les gaz des fosses d'aisances, l'air vicié, etc.

Exposition au grand air, la tête élevée ; alternativement frictions sèches et frictions avec de l'eau-de-vie camphrée ; jeter avec force de l'eau sur le malade ; frictionner fortement les pieds et les mains ; lavement salé ou vinaigré ; faire respirer avec précaution de l'ammoniaque, du vinaigre, insuffler de l'air par la bouche du malade en lui fermant le nez.

Éviter un lit chaud, l'exposition au soleil, les lavements de tabac ; ne rien faire boire avant que la respiration soit bien rétablie. Il convient de persister longtemps dans ce traitement.

INSTRUCTIONS

SUR

LES SECOURS A DONNER AUX BLESSÉS

PAR

MM. BÉGIN et TRÉBUCHET

Lorsqu'une personne est trouvée blessée sur la voie publique, les premiers secours à lui donner, en attendant l'arrivée de l'homme de l'art, qu'il faut toujours appeler immédiatement, sont :

1° *Dans tous les cas,* relever le blessé avec précaution, et le conduire ou le transporter sur un brancard dans le lieu le plus rapproché, où il puisse être secouru.

2° *En cas de plaie,* si le médecin tarde à arriver, et s'il paraît y avoir du danger, il faut découvrir doucement la partie blessée, en coupant, s'il est nécessaire, les vêtements avec des ciseaux, afin de s'assurer de l'état de la blessure. On lavera celle-ci avec une éponge ou du linge imbibé d'eau fraî-

6.

che, pour la débarrasser du sang ou des corps étrangers qui peuvent la souiller.

3° *S'il n'y a qu'une simple coupure*, et que le sang soit arrêté, on doit rapprocher les bords de la plaie et les maintenir en cet état, en la couvrant d'un morceau de taffetas gommé, dit taffetas d'Angleterre, ou de bandelettes de sparadrap, qu'on aura pris soin de passer devant une bougie allumée, ou au-dessus de charbons ardents, pour les ramollir et les rendre collantes.

4° *En cas de contusion ou de bosse*, il faut appliquer sur la partie des compresses imbibées d'eau fraîche, avec addition d'extrait de saturne, 15 à 20 gouttes d'extrait de saturne pour un verre d'eau ; à défaut d'extrait de saturne, on peut se servir de sel commun. Ces compresses seront maintenues en place au moyen d'un mouchoir ou de tout autre bandage, médiocrement serré, et on les arrosera fréquemment, afin de les tenir humides.

5° *S'il y a perte de sang abondante* ou hémorrhagie par une plaie, on devra chercher à l'arrêter en appliquant sur cette plaie, soit des morceaux d'amadou, soit des gâteaux de charpie, soutenus au moyen de la main, d'un mouchoir ou de tout autre bandage, qui comprime suffisamment sans exagération.

Si le sang s'échappe par un jet rouge, écarlate, saccadé, et que le blessé soit pâle, défaillant, menacé de mourir par hémorrhagie, il importe d'exercer de suite avec les doigts une forte compression sur l'endroit d'où part le sang. Cette compression sera remplacée ensuite par un tampon d'amadou, de charpie ou de linge, appliqué sur la plaie ou au-dessus d'elle, et maintenu par une bande assez serrée, sans l'être cependant au point d'étrangler le membre.

6° *Si le blessé crache ou vomit du sang*, il faut le placer sur le dos ou sur le côté correspondant à la blessure, la tête et la poitrine élevées, doucement soutenues, et lui faire prendre par petite gorgée de l'eau fraîche.

Les plaies qui peuvent exister à l'extérieur et qui fournissent aussi du sang, seront fermées au moyen d'un linge fin posé sur elles et d'un gâteau de charpie surmonté de compresse et d'un bandage. Des compresses trempées dans de l'eau fraîche pourront en outre être appliquées sur la poitrine ou sur le creux de l'estomac.

7° *Dans le cas de brûlure*, il faut conserver et replacer avec le plus grand soin les parties d'épiderme soulevées ou en partie arrachées.

On percera les cloques ou ampoules avec une épingle et on en fera sortir le liquide. On couvrira ensuite la partie brûlée d'un linge fin enduit de cérat, ou trempé dans de l'huile d'amandes douces, et on placera par-dessus ce linge des compresses imbibées d'eau fraîche que l'on arrosera fréquemment.

8° *Dans le cas de foulure ou d'entorse*, il faut plonger, s'il est possible, la partie blessée dans un vase rempli d'eau fraîche et l'y maintenir pendant très-longtemps, en renouvelant l'eau à mesure qu'elle s'échauffe. Si la partie ne peut être plongée dans l'eau, il faut la couvrir ou l'envelopper de compresses imbibées d'eau, que l'on entretiendra fraîches au moyen d'un arrosement continuel.

9° *Dans le cas de luxation ou déboîtement*, il faut éviter avec le plus grand soin de faire exécuter au membre malade aucun mouvement brusque et étendu. On se contentera de placer et de soûtenir ce membre dans la position qui occasionne le moins de douleur au blessé, et l'on attendra ainsi l'arrivée du chirurgien.

10° *Dans le cas de fracture*, il faut éviter, plus encore que dans le cas de luxation, d'imprimer au membre blessé aucun mouvement inutile ; pendant le transport du blessé, on doit le porter ou le soutenir avec la plus grande précaution.

S'il s'agit du bras, de l'avant-bras ou de la main, on rapprochera doucement le membre du corps et on le soutiendra avec une écharpe dans la position qui sera la moins pénible pour le blessé.

Si le mal existe à la cuisse ou à la jambe, il faudra, après avoir placé doucement le blessé sur le brancard ou sur un lit, étendre avec précaution le membre fracturé sur un oreiller, et l'y maintenir à l'aide de deux ou trois rubans, suffisamment serrés par-dessus l'oreiller. On peut aussi, à défaut de ce moyen, rapprocher le membre blessé du membre sain, et les unir ensemble dans toute leur longueur, sans trop les serrer, mais de manière que le membre sain soutienne l'autre et prévienne le dérangement de la fracture. Un point important est de soutenir le pied et de l'empêcher de tomber au dedans ou au dehors.

11° *Dans le cas de syncope ou de perte de connaissance*, il faut tout d'abord desserrer les vêtements, enlever ou relâcher tous les liens qui peuvent comprimer le cou, la poitrine ou le ventre. On couchera ensuite le blessé horizontalement, la la tête médiocrement élevée, et on s'efforcera de le ranimer au moyen de fortes aspersions d'eau fraîche sur le visage, de frictions sur les tempes et autour du nez, avec du vinaigre. On pourra passer un flacon d'ammoniaque sous les narines, sans l'y laisser séjourner ; on fera des frictions sur la région du cœur avec de l'alcool camphré ou toute autre liqueur spiritueuse : ces secours doivent quelquefois être prolongés longtemps avant de produire le rappel à la vie. Si le blessé a perdu beaucoup de sang et s'il est refroidi, il faut pratiquer sur tout le corps des frictions avec de la flanelle, le couvrir avec soin et réchauffer son lit.

Lorsque la syncope commence à se dissiper et que le blessé reprend ses facultés, on peut lui faire avaler de l'eau sucrée avec quelques gouttes de liqueur spiritueuse.

Lorsque la perte de connaissance est accompagnée de blessures considérables au crâne, il faut se contenter de placer le blessé dans la situation la plus commode, la tête médiocrement soulevée, maintenir la chaleur du corps, surtout des pieds, et attendre l'arrivée du médecin.

Si le blessé est dans un état d'ivresse qui paraisse dangereux par l'agitation extrême qu'il excite, ou par l'anéantissement profond des forces qu'il détermine, on peut lui faire prendre par gorgées, à quelques minutes d'intervalle, un verre d'eau légèrement sucrée, avec addition de 10 à 15 gouttes d'ammoniaque. Si l'on peut se procurer de l'*acétate d'ammoniaque*, cette substance, à la dose de 20 à 25 gouttes, devra être préférée à l'ammoniaque. L'administration de l'une ou de l'autre de ces préparations pourra être répétée une fois, s'il en est besoin.

Il importe de se rappeler qu'un nombre trop grand de personnes autour des individus blessés ou autres, qui ont besoin de secours, est toujours nuisible. Pour être efficaces, ces secours doivent être donnés avec calme et appropriés exactement aux différents cas spécifiés dans la présente instruction.

FIN

TABLE

PARIS. — IMP. SIMON RAÇON ET COMP., RUE D'ERFURTH, 1.

Guide pratique d'économie domestique, publié sous forme de dictionnaire, contenant des notions d'une application journalière : chauffage, éclairage, blanchissage, dégraissage, préparation et conservation des substances alimentaires, boissons, liqueurs de toutes sortes, cosmétiques, soins hygiéniques, médecine, pharmacie, etc., etc., par M. le docteur B. Luxel, médecin-chimiste, etc. 1 vol., 227 pages. . . . . 1 fr.

Manuel pratique de jardinage, contenant la manière de cultiver soi-même un jardin ou d'en diriger la culture, par M. Courtois-Gérard, marchand grainier, horticulteur. 6ᵉ édition. 1 vol., 396 pag., 1 planche et nombreuses figures dans le texte.. . . . . . 3 fr. 50

Guide pratique du pisciculteur, par M. Pierre Carbonnier, pisciculteur, fabricant d'appareils à éclosion, membre de la section des poissons de la Société impériale d'acclimatation et de plusieurs sociétés savantes, etc. 1 vol., 200 pages, avec nombreuses figures dans le texte. . . . . 2 fr.

Ce n'est pas comme un théoricien ou un savant systématique que M. Carbonnier se présente à ses lecteurs : ce sont les résultats pratiques qu'il a obtenus dans la *piscifacture* construite et exploitée par lui à Champigny, qui lui donnent le droit d'indiquer les méthodes et les systèmes qui ont le mieux réussi, c'est-à-dire qui lui ont donné les résultats les plus profitables. Le *traité de pisciculture* est suivi d'une notice sur les poissons d'eau douce qui vivent dans nos climats, leurs formes, leurs habitudes, enfin les particularités relatives à la culture artificielle de chacun d'eux. Un appendice est consacré aux *aquariums* d'appartement.

Guide pratique de la taille du rosier, sa culture, ses belles variétés, par Eugène Forney, professeur d'arboriculture à l'amphithéâtre de l'École de médecine, membre professeur de l'Association philotechnique, etc. 1 vol. 208 pages et figures dans le texte.   2 fr.

Ce guide est le résumé des leçons faites par l'auteur sur la taille du rosier à l'amphithéâtre de l'École de médecine, suivi d'un traité sur la culture de ce bel arbrisseau. Cet ouvrage, comme le dit M. Forney, est une œuvre de bonne foi, c'est-à-dire la recherche autant que possible du bon, du vrai et du simple. Comme tout amateur qui n'a pas possédé, aux débuts de l'étude sur la taille, cette routine qui trop souvent tient lieu de savoir-faire, il lui a suffi de se rappeler les difficultés des commencements pour chercher à les aplanir aux personnes étrangères à l'arboriculture. C'est le fruit des efforts de M. Forney pour arriver à la vulgarisation des bons procédés de taille que nous offrons au public.

L'étudiant photographe, par A. Chevalier. 1 vol. . . . . 5 fr. 50

Guide pratique pour le bon aménagement des habitations des animaux, les écuries et les étables, par M. Gayot. 1 vol., 208 pages et 65 figures dans le texte. . . . . 3 fr.

Aucun animal ne saurait être développé dans ses facultés natives, dans ses aptitudes propres, et produire activement dans le sens de ces dernières, si on ne le place dans les meilleures conditions d'alimentation, de logement, de multiplication. M. Gayot, avec l'autorité d'une longue expérience, a réuni dans ces deux volumes les conditions générales d'établissement et les dispositions particulières aux diverses espèces d'animaux.

PARIS. — IMP. S. RAÇON ET COMP., RUE D'ERFURTH, 1.